AF309708

RECHERCHES

STATISTIQUES

SUR L'ALIÉNATION MENTALE

DANS

LE DÉPARTEMENT DE LA MARNE.

PREMIÈRE PARTIE.

Mouvement de la Population de l'Asile publie d'Aliénés de Châlons-sur-Marne, pendant cinq années (1838-1843).

Par G. DAGONET,

Médecin en chef, directeur de l'Asile public d'aliénés de Châlons-sur-Marne, membre des Sociétés académiques de Châlons, de Reims, et de plusieurs autres Sociétés savantes.

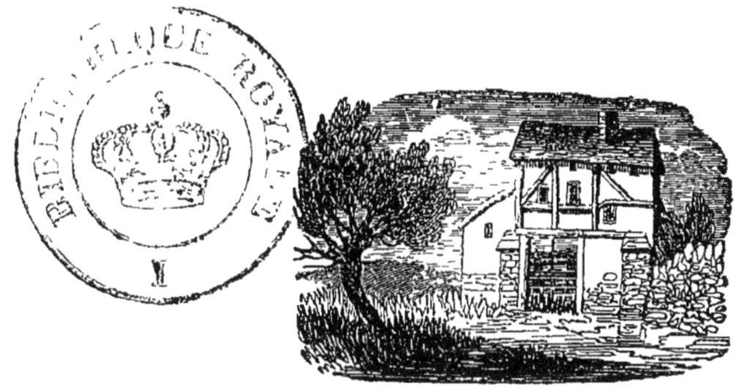

CHALONS,

BONIEZ-LAMBERT, IMPRIMEUR-LIBRAIRE.

1843.

RECHERCHES

STATISTIQUES

SUR L'ALIÉNATION MENTALE

DANS

LE DÉPARTEMENT DE LA MARNE.

Première partie.

Mouvement de la population de l'Asile public d'aliénés de Châlons-sur-Marne, pendant cinq années (1838-1843).

Par G. DAGONET,

Médecin en chef, directeur de l'Asile public d'aliénés de Châlons-sur-Marne, membre des Sociétés académiques de Châlons, de Reims, et de plusieurs autres Sociétés savantes.

Parmi les affections du ressort de la pathologie humaine, entre celles qui demandent aux études et à la pratique du médecin le plus d'assiduité et de persévérance, l'aliénation mentale se présente comme une maladie spéciale et tout-à-fait hors ligne.

Ses causes, ses symptômes, ses moyens de traitement intéressent l'ordre social et réclament le concours de l'autorité publique, non moins que celui de la science médicale.

Le dérangement de l'intelligence est une grande infortune qui a sa source dans notre organisation et dans nos passions, si diverses qu'elles soient. Elle frappe le riche comme le pauvre, elle visite les familles les plus élevées et y prend ses victimes comme chez les plus abaissées sur l'échelle sociale ; l'effroi et la pitié qu'elle inspire, éveillent les sentiments qui prennent leur force dans l'amour de nous-mêmes, comme ceux qui ont une origine plus noble et plus digne, dans l'amour du prochain.

La philantropie, l'administration, la médecine s'en sont donc préoccupées à juste titre dans ces dernières années ; la médecine surtout, dont les efforts long-temps demeurés stériles ont enfin obtenu un succès qu'elle a droit de regarder comme un de ses plus doux et de ses plus beaux triomphes.

Il est superflu désormais de répéter des noms dont la mémoire se conserve religieusement, les noms vénérés des médecins qui ont été les apôtres d'une réforme générale en voie d'être accomplie, les poursuivants obstinés d'améliorations qu'il était réservé au gouvernement de 1830 de réaliser.

La loi du 30 juin 1838 et particulièrement l'ordonnance royale du 19 décembre 1839, ont remis, en quelque sorte, entre les mains des médecins l'exécution des dispositions improvisées par la législation et des mesures prises par l'administration dans l'intérêt des aliénés. Leur introduction dans les conseils d'administration des quartiers appartenant aux hôpitaux civils ou dans les conseils de surveillance des asiles publics, la réunion surtout chez beaucoup d'entre eux, des fonctions administratives et du service médical, ont commis à la direction de ces institutions des agents fidèles et pénétrés à l'avance de l'esprit qui doit y présider.

Les médecins ne s'y trouvent-ils pas en effet au service de deux intérêts qu'ils ont appris à confondre et à cultiver avec une ardeur égale, dès le premier jour où ils se sont assis sur les bancs de l'école : l'intérêt de la science et celui de l'humanité.

Néanmoins, bien qu'ils aient une grande force à puiser dans leurs convictions, quelle que soit la valeur du pouvoir d'exécution qui leur est confié, tout assurés qu'ils sont de l'appui de l'autorité qui les a institués, la mission des médecins des asiles d'aliénés n'est pas sans difficultés ni sans obstacles.

Ce n'est point assez que la loi sur les aliénés ait reçu la sanction des trois pouvoirs de l'état ; il ne suffit pas que les idées généreuses auxquelles cet acte législatif doit son origine aient été éloquemment proclamées et unaniment consenties. De la sphère où les principes se débattent et s'établissent à celle où ils reçoivent leur application, il y a loin partout, il y a plus loin en France que partout ailleurs.

Les asiles d'aliénés dans la première période de leur enfance devaient nécessairement rencontrer des chances diverses de prospérité, soumis qu'ils étaient à l'action, à la surveillance, à l'acceptation d'assemblées locales, différant par leurs attributions, par l'étendue de leurs vues, par les intérêts qu'elles ont à défendre ; dissemblables quelquefois avec elles-mêmes. Appréciés à leur juste valeur dans un département, à demi compris dans un autre, complétement méconnus dans un troisième , ici largement rétribués et constitués avec munificence , là repoussés ou contrariés dans leur développement, plus loin

en plein succès, ailleurs aux prises avec le besoin
et la pénurie, ces nouveaux établissements, au moins
pour la plupart, auront à lutter pendant quelques
années encore avec le génie mobile de nos habitudes
d'opposition, ou, pour parler avec moins d'enflure,
avec notre esprit de contradiction, aussi rapide dans
ses métamorphoses que le dieu marin de la fable. Trop
heureuses encore ces institutions si elles n'ont point
affaire à la plus redoutable des formes que la contradiction sait revêtir, à l'indifférence qui ne laisse aucune prise aux efforts de la persuasion et à la vérité!

> . . . . Atque ita vinclis
> Excidet, aut in aquas tenues dilapsus abibit.
>
> VIRGILE.

Aux intérêts qui se rattachent à la constitution
d'un asile d'aliénés, il faudrait, pour être compris de
prime abord, des plans bien moins que du relief, de
la réalisation avant les espérances, des choses faites
avant les choses à faire, des institutions complétées
avant d'avoir eu les moyens de les constituer, c'est
vraiment ce qui n'est pas possible; ce qui l'est pourtant, c'est d'exposer le tableau fidèle du présent, de
manière à ce que la prévention la plus enracinée ne
puisse se refuser à voir ce que sera l'avenir, de rallier
les sympathies pour l'infortune qui, chez nous, ne
manquent nulle part, en montrant les malheureux
privés de leur raison, soumis dans les maisons qui
leur sont ouvertes, à une discipline intelligente et
modérée, au lieu des traitements barbares et de l'a-
bandon qui les y attendaient autrefois, en les y faisant voir rétablis ou fortifiés dans l'usage de leur intelligence, par le travail et par des exercices de nature à raviver l'amour propre qui s'éteint, à ranimer

le sentiment de la dignité humaine qui s'affaiblit, à retenir la raison la plus compromise sur la dernière limite qui la sépare de l'abrutissement.

Il est possible aussi de démontrer que les améliorations pratiquées dans les établissements d'aliénés, le bien-être qu'il y faut prodiguer, loin d'augmenter les charges publiques, tendent au contraire à les diminuer, en appelant la confiance des familles riches comme celle des familles pauvres; en reconstituant dans une enceinte resserrée ce qui existe en grand dans la société, où le pauvre et le riche sont dans des rapports mutuels de dépendance et d'échange de services.

Telles sont la pensée, l'origine, la fin et les espérances de ce travail. Il comprend des documents qui intéressent l'administration publique et la médecine. J'ai mis à l'écart tous les documents administratifs qui pourraient, en l'étendant, lui ôter la précision et la clarté que je désire lui conserver. Dans la même intention d'être compris de plus d'une classe de lecteurs, j'ai mis de côté tout ce qui était exclusivement médical.

Il m'a semblé y avoir de l'opportunité à rechercher dans quelle mesure le département de la Marne était affligé d'une infirmité cruelle pour la famille, dangereuse pour la société. Il est sans aucun doute utile d'examiner sous l'empire de quelles conditions l'aliénation mentale semble se produire dans nos localités, et si quelques-unes sont privilégiées, d'autres plus affectées, d'essayer de trouver la raison de ces différences.

Comme dans les relevés de statistique, il est indispensable d'établir ses calculs sur des éléments

idcntiques et parfaitement comparables, je n'ai voulu
me servir pour ceux que je vais présenter d'aucune
donnée antérieure à 1838.

Pour ne point m'exposer au reproche d'avoir tiré
des inductions précipitées de chiffres qui, ne por-
tant point sur un assez grand nombre d'années,
n'ont point acquis encore une valeur absolue, je me
suis contenté de relever, dans un premier exposé, le
mouvement des entrées, des sorties et des décès dans
l'asile public affecté aux aliénés du département.

Je compte mettre à profit les documents nombreux
qui sont entre mes mains pour corroborer, contrôler
et vérifier ces recherches qui ne seront ainsi qu'un
jalon posé pour un second travail.

L'asile de Châlons-sur-Marne, qui existait depuis
long-temps comme établissement mixte, est consa-
cré exclusivement au traitement de l'aliénation mentale depuis deux ans seulement. J'ai donné dans une
précédente publication (1) des détails sur l'origine
de cette maison, qui me dispenseront d'y revenir ici.

D'après les vues de la législation nouvelle, les
établissements publics affectés aux aliénés sont assi-
milés, sous le nom d'asiles, aux hôpitaux et hospices,
avec une existence personnelle sous l'autorité des
préfets et la haute surveillance des conseils généraux
des départements. Ces institutions suffisent à leurs
dépenses au moyen de pensions ou de prix de journées, payés pour les malades qu'ils reçoivent; l'excédant de leurs revenus doit subvenir à l'amélioration
de leurs services.

---

(1) Considérations médicales et administratives sur les aliénés.
(Châlons-sur-Marne. 1838.)

Les démarches que M. le Préfet du département, indépendamment de sa correspondance administrative, a bien voulu faire personnellement près du ministère de l'intérieur, ont provoqué des instructions assez précises pour dissiper toute incertitude sur la constitution définitive de l'asile de Châlons et sur le mode de son administration, qui est identiquement le même que celui de toutes les institutions publiques qui ont la même destination.

Le système adopté par le Gouvernement assure la prospérité des asiles publics et garantit leur existence, qui eût été précaire sans ces conditions d'uniformité. Ce système a reçu dans le département de la Marne une heureuse application ; plus heureuse, peut-être, que partout ailleurs.

Pour la plupart des départements, la loi sur les aliénés a créé une nouvelle charge; pour le nôtre, elle n'a fait que compléter et rendre praticables, dans un espace de temps moins prolongé qu'il n'avait été espéré d'abord, des projets arrêtés par le Conseil général du département, dans un double intérêt d'économie et d'humanité, intérêts trop souvent contradictoires, cette fois réunis.

En ramenant les cinq années précédentes et en les comparant sous le même point de vue, on trouvera en effet une différence essentielle entre des résultats péniblement poursuivis encore en 1838, obtenus en 1843.

Dans la première année, la dépense départementale, bien que considérable, ne permettait pas l'exécution entière d'un règlement destiné à mettre de pair la Maison de santé avec les établissements de ce genre les mieux constitués. Ce règlement, approuvé en 1836 par M. le vicomte de Jessaint, après avoir été soumis au Conseil général du département, avait pour objet principal le service des aliénés. Les dispositions qu'il comprend étaient déjà appliquées, sauf le régime alimentaire, progressivement amélioré mais beaucoup trop modeste encore. Ce régime a reçu en 1841 une amélioration capitale. Il est institué tel qu'il doit demeurer en 1843. C'était là une des sources de dépenses les plus considérables, de dépenses permanentes.

L'appropriation des anciens bâtiments, des constructions nécessaires encore pour les quartiers destinés à recevoir les aliénés agités, faisaient prévoir au Conseil général de nouvelles dépenses, dont la nécessité ne lui a jamais été dissimulée. Les améliorations de détail seront poursuivies comme elles l'ont été depuis dix ans. Les améliorations plus générales pourront s'exécuter après plus ou moins de temps, avec plus ou moins de facilité, selon les circonstances; néanmoins elles s'exécuteront, avec cette seule différence que le département n'aura pas de nouvelles charges à supporter dans l'un ou l'autre cas. Les prévisions et la réalité, comme on le voit, ont été en sens contraire de ce qu'elles sont ordinairement.

Ces résultats d'ailleurs sont faciles à expliquer. Le budget de l'asile en recettes et en dépenses est aussi considérable, plus considérable même que par le passé. Les ressources sont différemment constituées.

Les pensions, en 1838, n'avaient produit que 11,708 fr. ; elles ont donné 22,647 fr. 50 cent. en 1842 ; les familles des aliénés dits à prix variables avaient payé 6,215 fr. 59 cent.; le produit de ces rétributions s'élève pour cette même année à 13,336 fr.

53 cent.; il a été de 13,262 fr. 24 cent. en 1841. Le concours des communes, qui n'existait pas en 1838, sera de 15,264 francs.

Le département, sur 81,000 fr. alloués en 1838 à la Maison de santé, en appliquait environ 55,000 à ses aliénés; il a dépensé pour ce service, en 1842, 44,940 francs 34 centimes.

Toutes ces ressources réunies donnent à l'asile la possibilité de satisfaire seul et sans aide à ses charges du présent et à celles probables pour l'avenir.

La préoccupation publique pourrait néanmoins se reporter sur la crainte de voir invoquer et accorder sans nécessité rigoureuse des secours libéralement institués; c'est une recherche qu'il faut faire avant de passer outre.

Le 1er janvier 1838, la Maison de santé, aujourd'hui l'Asile, renfermait 173 aliénés. Sur ce nombre, 18 seulement payaient une pension égalant ou excédant les dépenses de leur entretien. Cet entretien était à la charge du département pour une partie ou pour la totalité à l'égard de 155 autres.

De cette date au 1er janvier 1843, il est entré 333 aliénés; il en est sorti 135 et décédé 147.

Parmi les entrants, 141 ont payé la totalité de la pension ou du prix de journée.

Le département a pris à sa charge pour tout ou partie des frais d'entretien, 192.

Restaient, le 1er janvier 1843, 224 aliénés.

A ce moment, payaient la pension entière, 64. Demeuraient à la charge du département pour la pension entière ou pour une partie, 160.

Il suit de ce premier exposé que le mouvement ascensionnel de la population de l'Asile n'est point de nature à augmenter les charges du département. On s'en convaincra plus facilement encore en se reportant à l'entrée à la fois au 31 décembre 1840, de quatre aliénés indigents venant de la Maison de santé de Reims, et de 15 autres qui étaient jusqu'alors demeurés confondus avec les indigents conservés de l'ancien dépôt de mendicité. C'étaient là des admissions extraordinaires et tout exceptionnelles.

Comme on l'a vu plus haut, la somme obtenue aujourd'hui des familles de ces mêmes aliénés, est double de ce qu'elle était en 1838.

Il me paraît convenable, pour l'intelligence des développements qui vont suivre, d'exposer brièvement quelles sont les formes principales que revêt l'aliénation mentale.

Dans cette maladie, plus que dans toute autre, il faut tenir compte de deux ordres de causes : les causes éloignées ou prédisposantes ; les causes prochaines, occasionnelles ou déterminantes.

Leur importance relative doit être soigneusement appréciée.

La prédisposition est congéniale ou acquise. Trop souvent une susceptibilité extrême du système nerveux est le fruit d'un triste héritage.

Le dérangement des facultés intellectuelles peut résulter d'une organisation défectueuse. L'enfant privé du don le plus précieux que la Providence ait fait à l'homme, ne sera qu'un être inutile et misérable, embarrassant pour sa famille et pour la société.

La folie peut être encore le produit immédiat d'une

maladie convulsive qui amène une perturbation souvent mortelle, toujours dangereuse, presque toujours irrémédiable dans les centres nerveux.

Dans les deux derniers cas, la cause prédisposante et la cause déterminante, comme on le voit, se confondent et ne font qu'une.

Il suffira de ce que je viens de dire, pour faire concevoir de prime abord, que le traitement de l'aliénation mentale consistera en premier lieu à soustraire le malade aux influences qui ont déterminé le dérangement de son esprit, et que les moyens dont la médecine peut disposer, resteront sans efficacité toutes les fois que la prédisposition sera plus forte que l'action prochaine, sous l'empire de laquelle se sera produite la folie.

La valeur, dans l'espèce, de cette action et des idées de curabilité ou d'incurabilité qui doivent s'y rattacher, se montrera plus évidente encore par la distinction des formes différentes sous lesquelles l'aliénation mentale s'offre à l'observation.

Ces formes peuvent se réduire à quatre principales.

Une activité exagérée du système nerveux, une stimulation singulière des fonctions de premier ordre, de l'intelligence en particulier, caractérisent la *manie*.

Cette forme a trois nuances facilement distinctes pour quiconque a été à même de fréquenter des aliénés.

Dans *la manie aiguë ou délirante*, l'aliéné ne s'appartient plus. Chacune de ses perceptions intérieures ou extérieures semble entraîner son intelligence qui ne peut suffire à toutes les idées qu'il lui faudrait exprimer, qui les abandonne aussitôt qu'ébauchées. Livré sans résistance à une agitation désordonnée, il s'irrite sans provocation, il effectue des mouvements rapides, des efforts musculaires sans objet ; ses paroles coulent à flots, sans suite, sans liaison entre elles.

D ans la manie *raisonnante* ou *sans délire,* il semble y avoir deux personnes réunies en une seule, deux moitiés qui ne vivent point d'accord ; l'une parle, l'autre agit. La première appartient à un homme sensé, à une victime de l'injustice et de l'arbitraire. Votre sympathie, si vous visitez un asile d'aliénés, est acquise à tout ce qu'elle dit ; toutes ses paroles vous semblent mesurées et dictées par la raison ; vous plaignez, vous déplorez sa séquestration. Laissez venir l'autre moitié, qu'elle entre en scène, et bientôt quelque action extravagante aura changé vos convictions.

Les fausses perceptions, ou, pour parler la langue médicale, les hallucinations existent dans toutes les nuances de la manie. Elles sont plus fréquentes et plus remarquables chez le maniaque raisonnant. Nous retrouvons chez lui le type immortel de Cervantes, le héros de la Manche, qui s'assied avec dignité aux banquets des grands, qui y fait avec convenance et à propos des discours d'une haute sagesse, dont l'imagination s'échauffe au tableau qu'il retrace des injustices sociales, qui s'exalte tout-à-fait à l'idée de la faiblesse et de la pauvreté opprimées par la richesse et la puissance, qui s'élance à la poursuite des oppresseurs, qui charge avec impétuosité les géants monstrueux qu'il trouve sur sa route, et ne reprend ses sens qu'étendu et brisé sous l'aile d'un moulin à vent.

La monomanie, cette folie partielle dont on fait

encore souvent une forme distincte de l'aliénation mentale, doit, à notre avis, se fondre dans les deux nuances de la manie raisonnante et de la manie triste ou lypémanie.

Dans cette troisième nuance de la *manie*, l'aliéné a laissé dominer son intelligence, préoccuper ses sens par des idées de nature à déprimer son esprit.

L'aliéné atteint de manie aiguë a une confiance extrême en lui-même; il est satisfait de tout ce qui l'entoure; celui-ci, au contraire, est sombre et défiant: pour me servir d'une expression vulgaire, *il broie du noir*. Tout est pour lui un sujet de chagrin. Ses actions passées, sa situation présente, son avenir, tout est compromis. Il est un objet de dérision pour sa famille et ses amis, de réprobation pour la société. Toute son activité intellectuelle se transforme en une incessante préoccupation.

Cette variété de la manie, quand elle est portée à l'extrême et qu'il y a disposition particulière du sujet, offre un état singulier. Le lypémane finit par se refuser à toute espèce de mouvement. Il a besoin d'être appelé, stimulé, encouragé, contraint quelquefois pour satisfaire aux besoins les plus pressants de la vie animale. Debout et immobile pendant des journées entières, vous diriez une statue. Si vous vous en approchez, si vous l'interrogez, vous êtes étonné, avec toutes ces apparences d'une intelligence complétement anéantie, d'entendre sortir de sa bouche une réponse sensée, un raisonnement suivi.

Quelques auteurs ont fait de cet état une forme distincte, qu'ils ont appelée *stupidité*.

La *démence* sera pour nous la deuxième forme bien tranchée de l'aliénation mentale.

L'intelligence, on a dû le remarquer, n'est point éteinte dans la manie. Loin de là, dans le plus grand nombre des cas, elle est altérée par trop d'activité. Une dépense exagérée de force vitale doit nécessairement amener à sa suite, la fatigue et l'épuisement. La démence en effet n'est le plus souvent que la manie arrivée à l'état chronique, et devenue incurable. Le cerveau paraît avoir perdu la faculté de réunir et de comparer entre elles les perceptions que lui transmettent les appareils nerveux qui président aux sensations. L'aliéné est devenu en quelque sorte inaccessible aux choses du présent; la mémoire n'existe plus que pour le passé. Qui ne connaît la démence des vieillards !

On pourrait, au besoin, retrouver dans cette forme les mêmes nuances que dans la manie, plus mêlées néanmoins, plus confondues, à cause de la dégradation de l'intelligence.

Le dément s'abandonne à des mouvements désordonnés et sans objet. Il balbutie des paroles que leur incohérence rend inintelligibles.

Une atteinte de manie ambitieuse persuade à un garçon cordonnier qu'il peut prétendre à la main de la sœur du roi. Dans les derniers temps de son existence, couvert du seul vêtement qu'il ait voulu conserver, il s'y drape et affecte les airs et la fierté d'un héros de théâtre.

Une médiocre composition en vers a valu à cet autre un prix de rhétorique. Ce succès, vraisemblablement inattendu, a été le point de départ du dérangement de son esprit, d'espérances vaines et insensées d'une réputation littéraire. Enfant du siècle, il regarde la presse comme une machine suffisante et efficace pour donner de la valeur à la pensée humaine. Il a une belle écriture; il faisait par le passé de longues lettres aux ministres, aux présidents des chambres. Dan ses post-scriptum, dont les termes sont invariables, il prie *leurs Excellences* de vouloir bien considérer ses écrits *comme s'ils étaient imprimés*. La manie raisonnante de cet aliéné est dégénérée en une turbulence importune, dans laquelle son prix de vers de rhétorique est sa plus fatigante répétition.

La démence offre à l'observation deux variétés : la démence où l'intelligence est seule atteinte, *démence simple ;* la démence où la faculté des contractions musculaires (la myotilité) est compromise, et suit dans une dégradation progressive le même déclin que l'intelligence, *démence avec paralysie générale.*

Il nous suffit de nommer les deux dernières formes de l'aliénation mentale. *L'idiotie* (Esquirol) depuis son degré le plus absolu jusqu'à la faiblesse d'esprit, qui laisse celui qui en est atteint sans appui dans la société, et *l'épilepsie*, cette maladie qui répand autour d'elle l'effroi, dont les accès sont suivis de perturbations cérébrales si dangereuses, sont trop connues pour être l'objet d'explications semblables à celles que nous venons de donner à propos de la manie et de la démence.

Ces développements suffisent, nous le croyons, pour se faire une idée générale de la population d'une maison d'aliénés, de la curabilité ou de l'incurabilité, dès l'entrée, des malades qui y sont admis. Il est évident que les guérisons, et en général les sorties demeurent restreintes à une seule forme de l'aliénation mentale, la *manie.*

La population de l'Asile comprenait au 1er janvier

3

1843, 224 aliénés. Nous les avons classés d'après la forme qu'affecte leur dérangement d'esprit, dans le tableau suivant :

MANIE			DÉMENCE		IDIOTIE			ÉPILEPSIE	
Manie aiguë ou intermittente	Manie raisonnante	Lypémanie	Dém. simple	Dém. avec paralysie générale	Imbécillité profonde	Imbécillité	Faiblesse d'esprit	Manie intermittente	Démence et imbécillité
H. 21 F. 20	H. 12 F. 17	H. 8 F. 12	H. 21 F. 21	H. 6 F. 2	H. 11 F. 8	H. 10 F. 21	H. 4 F. 3	H. 6 F. 15	H. 5 F. 1
41	29	20	42	8	19	31	7	21	6
90			50		57			27	

Total des Aliénés de l'Asile..... 224

MÊME CLASSEMENT

avec la répartition par chacun des arrondissements du département.

Arrondissements.	Manie aiguë ou intermittente		Manie raisonnante		Lypémanie		Démence simple		Dém. avec paralysie générale		Imbécillité profonde		Imbécillité		Faiblesse d'esprit		Manie intermittente		Démence et imbécillité	
	H.	F.	H.	F.	H.	F.	H.	F.	H.	F.	H.	F.	H.	F.	H.	F.	H.	F.	H.	F.
Châlons	2	6	1	4	1	1	1	5	»	»	3	5	2	2	2	1	»	1	2	»
Epernay	8	3	2	1	2	3	1	»	»	»	1	1	6	5	»	1	1	3	1	»
Reims	3	7	4	8	2	5	9	13	3	2	5	1	»	9	2	1	3	7	1	1
Sainte-Ménehould	0	2	1	1	1	»	5	»	2	»	11	»	3	»	»	»	»	2	1	»
Vitry	7	1	0	1	1	»	2	1	»	»	»	»	1	1	»	»	2	1	»	»
Etrangers au département de la Marne	1	1	4	2	1	3	3	2	1	»	1	»	1	1	»	»	»	1	»	»

RÉCAPITULATION

PAR GENRE DE MALADIE.			PAR SEXE.		
				Hommes.	Femmes.
CHALONS	Maniaques ..	19	CHALONS	14	25
	Déments. ..	6			
	Idiots.	15			
	Epileptiques	3			
ÉPERNAY	Maniaques .	15	ÉPERNAY	22	17
	Déments...	1			
	Idiots	14			
	Epileptiques	5			
REIMS	Maniaques ..	29	REIMS	32	54
	Déments. ..	27			
	Idiots	18			
	Epileptiques	12			
SAINTE-MÉ-NEHOULD	Maniaques ..	5	SAINTE-MÉ-NEHOULD...	11	9
	Déments. ..	7			
	Idiots......	5			
	Epileptiques	3			
VITRY	Maniaques ..	10	VITRY	13	5
	Déments ...	3			
	Idiots......	2			
	Epileptiques	3			
		202		92	110
ÉTRANGERS	Maniaques .	12	ÉTRANGERS ..	12	10
	Déments. ..	6			
	Idiots	3			
	Epileptiques	1			
		224		104	120
					224

Il résulte du tableau qui précède, que le nombre
des aliénés du département dans l'asile (202), com-
paré à sa population, 345,245 individus, donne un
aliéné sur 1709,13 habitants.

Le même calcul appliqué aux cinq arrondissements du département offre les proportions suivantes :

ARRONDISSEMENTS.	POPULATION.	NOMBRE d'aliénés.	PROPORTION.
Chalons.....	48,535 hab.	59	1 sur 1,244,48
Epernay.....	86,452	59	1 2,216,72
Reims	123,919	86	1 1,440,92
S^tc-Ménehould	35,812	20	1 1,790,60
Vitry.......	50,527	·18	1 2,807,05

Cette distribution entre les divers arrondissements donne d'abord lieu de penser que, dans le département comme ailleurs, la population des villes plus agglomérée, plus hétérogène quant aux professions, est nécessairement plus exposée aux causes déterminantes de l'aliénation mentale.

En effet, si nous réunissons la population des six villes principales du département, Châlons, Epernay, Reims, Sainte-Ménehould, Sézanne et Vitry, elle nous donnera le chiffre de 71,758 habitants, lequel étant rapproché de celui des aliénés qui leur appartiennent (102) donne la proportion de 1 sur 703,52. 100 aliénés appartiennent aux campagnes ; leur population est de 273,487 habitants ; elles n'ont donc qu'un aliéné sur 2,734,87.

Si maintenant faisant la distinction des arrondissements, nous examinons quelle est la répartition des aliénés entre les campagnes d'une part, entre les villes de l'autre, nous trouverons :

Pour les campagnes.

Arrondissements.	POPULATION.	NOMBRE d'aliénés.	PROPORTIONS.
Châlons.........	35,585 h.	15	1 sur 2,372,20
Epernay........	76,789	30	1 2,559,63
Reims..........	86,560	28	1 3,020, »
Ste-Ménehould.	31,850	16	1 1,990,62
Vitry	43,705	11	1 3,973,18
		100	

Pour les villes.

Châlons.........	12,952 h.	24	1 sur 539,66
Epernay........	5,457	5	1 1,091,66
Sézanne	4,206	4	1 841,20
Reims....... ...	38,359	58	1 661,36
Ste-Ménehould.	3,962	4	1 990,50
Vitry..........	6,822	7	1 974,28
		102	

Les localités, en les classant d'après le nombre plus ou moins grand des aliénés qu'elles envoient à l'Asile, se trouveraient donc rangées dans l'ordre suivant :

Villes.	**Campagnes.**
Châlons.	ARRONDISSEMENTS
Reims.	de Sainte-Ménehould.
Sézanne.	— Châlons.
Vitry-le-François.	— Epernay.
Sainte-Ménehould.	— Reims.
Epernay.	— Vitry-le-François.

J'ai dit en commençant, qu'un second travail vérifierait ces premières données et tâcherait d'en trouver la raison.

Il m'est possible, en attendant, de les rapprocher d'appréciations semblables, déjà publiées sur le rapport des aliénés à la population, soit en France, soit à l'étranger.

En 1836, un recensement des aliénés a donné dans la Loire-Inférieure la proportion de un aliéné sur

688,28. Cette proportion si élevée paraît résulter d'un plus grand nombre d'aliénés frappés d'idiotie, dans la **Loire-Inférieure**. Elle porte sur les aliénés conservés dans leurs familles, comme sur ceux renfermés dans les asiles publics ou privés du département. En se restreignant à ceux-ci, pour obtenir un chiffre comparable avec le nôtre, la proportion dans la Loire-Inférieure est de un aliéné sur 1,376,51. (Bouchet ; *Mémoire statistique sur les aliénés de la Loire-Inférieure*).

D'après M. de Bouteville, directeur de l'Asile de Saint-Yon, à Rouen, la Seine-Inférieure comptait en 1834, un aliéné sur 937 habitants. Le rapport à la population de Rouen, était de 1 sur 461.—Esquirol en 1824 évaluait approximativement la moyenne de la France à 1 sur 1,750. Il l'avait portée en 1830 à 1 sur 1,000. — Dans les provinces rhénanes, le nombre des aliénés est de 1 sur 1,000 (Jacobi); dans les Pays-Bas, de 1 sur 1,052 (Wendt).

Toutes ces données auxquelles nous aurions pu en ajouter d'autres, ne reposent point sur des éléments assez certains et assez identiques; tirons en seulement cette conséquence : que le département de la Marne, s'il compte dans son sein trop d'aliénés encore, n'est point du nombre des localités qui en sont le plus affligées.

Il convient de rechercher comment s'est opéré le mouvement de l'Asile, du 1er janvier 1838 au 1er janvier 1843.

Les tableaux qui suivent, indépendamment du genre de dérangement d'esprit des malades compris dans ces calculs, indiqueront le nombre d'entrées, de sorties et de décés, par chaque année, ainsi que les localités auxquelles les malades appartiennent

ENTRÉES.

ARRONDISSEMENTS.	ANNÉES.	MANIE.						DÉMENCE.				IDIOTIE.						ÉPILEPSIE.				TOTAUX GÉNÉRAUX.
		Manie aiguë ou intermittente.		Manie raisonnante.		Lypémanie.		Démence simple.		Avec paralysie générale.		Imbécillité profonde.		Imbécillité.		Faiblesse d'esprit.		Manie intermittente.		Démence et imbécillité.		
		H.	F.	H.	F.	H.	F.	H.	F.	H.	F.	H.	F.	H.	F.	H.	F.	H.	F.	H.	F.	
Châlons.	1838	6	4	»	»	»	1	»	2	1	»	1	»	1	1	»	»	»	»	1	»	89
	1839	6	4	»	»	»	1	»	2	3	1	1	1	1	1	»	»	»	2	»	»	
	1840	5	8	»	»	1	1	»	5	»	1	»	»	»	»	»	»	2	1	»	»	
	1841	7	4	»	1	1	2	»	2	1	1	»	»	»	2	»	1	»	»	»	»	
	1842	»	1	»	2	»	1	»	1	»	»	»	»	»	»	1	»	»	»	»	»	
Épernay.	1838	1	1	1	»	»	2	»	2	2	»	»	1	»	1	»	»	»	»	»	»	53
	1839	2	»	1	»	»	3	»	1	»	»	»	»	1	»	»	»	1	»	»	»	
	1840	4	»	1	»	»	2	»	1	»	»	1	»	»	1	»	»	»	»	»	»	
	1841	2	1	»	»	»	1	»	1	»	»	»	»	2	1	»	1	1	»	1	»	
	1842	4	»	2	»	2	2	»	»	1	»	»	»	»	»	»	»	1	»	»	»	
Reims.	1838	2	1	1	»	»	4	2	5	»	2	»	1	1	»	»	»	2	1	»	1	106
	1839	3	1	1	1	1	»	»	1	2	»	»	»	»	»	»	»	2	3	1	»	
	1840	1	4	1	1	1	2	2	2	1	»	»	»	»	5	»	»	2	2	»	»	
	1841	2	5	»	5	»	1	2	2	2	»	2	1	3	4	1	1	»	»	»	»	
	1842	6	5	2	5	»	2	»	»	2	»	»	»	»	»	»	»	»	»	»	»	
Ste-Menehould.	1838	»	»	»	»	»	»	»	»	2	»	»	»	»	»	»	»	»	1	»	»	29
	1839	»	»	»	»	»	»	1	»	1	»	»	»	»	»	»	»	»	2	»	»	
	1840	2	4	»	»	1	»	»	»	1	»	»	»	»	»	»	»	»	1	»	»	
	1841	1	2	»	1	1	»	1	»	2	»	»	»	»	»	»	»	»	»	»	»	
	1842	1	»	»	»	»	»	1	»	1	»	1	»	»	1	»	»	»	»	»	»	
Vitry.	1838	5	1	»	»	1	1	»	1	»	»	»	»	»	»	»	»	»	1	»	»	26
	1839	1	»	1	2	»	»	»	»	1	»	»	»	»	»	»	»	»	»	»	»	
	1840	2	»	»	»	»	»	»	1	»	»	»	»	»	»	»	»	»	»	»	»	
	1841	2	»	»	»	1	»	»	»	»	»	»	»	»	»	»	»	1	»	»	»	
	1842	2	»	»	»	»	»	»	»	2	»	»	»	»	»	»	»	»	»	»	»	
Éters	1842	4	3	2	1	5	6	4	2	3	»	»	»	»	1	»	»	»	1	»	»	30
Totaux..		69	45	13	15	13	32	13	29	28	5	6	4	9	16	2	5	12	15	3	1	333

TABLEAU RÉCAPITULATIF

des entrées, par arrondissement et par forme d'aliénation mentale.

FORMES DE l'aliénation mentale.	ARRONDISSEMENTS.					Étrangers au département.	TOTAUX.
	Chalons.	Epernay.	Reims.	Sainte-Ménehould.	Vitry.		
Manie.........	54	52	50	13	19	19	187
Démence......	18	8	25	10	5	9	75
Idiotie	11	9	17	2	»	1	40
Épilepsie	6	4	14	4	2	1	51
Total......	89	53	106	29	26	30	333

Comme nous ne voulons point scinder les développements que réclament les tableaux représentatifs du mouvement de l'Asile, en entrées, en sorties et en décès, nous nous bornerons, pour le moment, à cette seule observation, que le chiffre de 333 n'exprime pas positivement l'entrée dans l'Asile de 333 personnes. En effet, quelques aliénés en sont sortis et y ont été réintégrés plusieurs fois ; ces aliénés sont au nombre de 23, savoir :

ARRONDISSEMENTS.	NOMBRE		OBSERVATIONS.
	d'aliénés.	d'admissions	
Châlons	1	5	Pour obtenir le nombre exact des personnes, il devra donc être retranché le chiffre 51 du nombre des entrées, et par contre de celui des sorties.
	1	3	
	1	2	
	6	12	
Epernay.......	3	6	
	1	2	
Reims	1	4	
	5	12	
Ste-Ménehould..	1	4	
	2	4	
Vitry	1	2	
	23	54	

CLASSEMENT

d'après les formes et les variétés de leur dérangement d'esprit, des aliénés
sortis du 1er janvier 1838 au 1er janvier 1843.

Manie			Démence		Idiotie			Épilepsie	
Manie aiguë ou intermittente.	Manie raisonnante.	Lypémanie	Démence simple	Démence avec paralysie générale.	Imbécillité profonde	Imbécillité.	Faiblesse d'esprit.	Manie intermittente.	Démence et imbécillité.
H. F.	H. F.	H. F.	H. F.	H. F.	H. F.	H. F.	H. F.	H. F.	H. F.
50 31	3 4	6 20	2 2	» 1	» »	5 »	» »	3 8	» »
81	7	26	4	1	»	5	»	11	»
114			5		5			11	

135

RÉPARTITION PAR ARRONDISSEMENT.

ARRONDISSEMENTS.	Manie aiguë ou intermittente.	Manie raisonnante.	Lypémanie.	Démence simple.	Démence avec paralysie générale	Imbécillité profonde	Imbécillité.	Faiblesse d'esprit	Manie intermittente.	Démence et imbécillité.
	H. F.	H. F.	H. F.	H. F.	H. F.	H. F.	H. F.	H. F.	H. F.	H. F.
Châlons........	17 17	» 1	2 5	» 1	» 1	» »	1 »	» »	» 3	» »
Epernay.......	9 1	1 »	» 4	» 1	» »	» »	2 »	» »	» »	» »
Reims.........	10 6	2 2	» 5	» »	» »	» »	1 »	» »	1 3	» »
Ste-Ménehould..	4 5	» »	1 1	» »	» »	» »	» »	» »	» 2	» »
Vitry..........	8 »	» 1	1 2	1 »	» »	» »	1 »	» »	2 »	» »
Etrangers......	2 2	» »	2 3	1 »	» »	» »	» »	» »	» »	» »

RÉCAPITULATION DES SORTIES PAR ARRONDISSEMENT.

Châlons.	Épernay.	Reims.	Se-Ménehould.	Vitry.	Étrangers.
H. F.	H. F.	H. F.	H. F.	H. F.	H. F.
20 28	12 6	14 16	5 8	13 3	5 5
48	18	30	13	16	10

135

CLASSEMENT

d'après les formes et les variétés de leur dérangement d'esprit, des aliénés décédés du 1er janvier 1838 au 1er janvier 1843.

Manie						Démence				Idiotie						Épilepsie			
Manie aiguë ou intermittente.		Manie raisonnante.		Lypémanie.		Démence simple.		Démence avec paralysie générale.		Imbécillité profonde.		Imbécillité.		Faiblesse d'esprit.		Manie intermittente.		Démence et imbécillité.	
H.	F.	H.	F.	H.	F.	H.	F.	H.	F.	H.	F.	H.	F.	H.	F.	H.	F.	H.	F.
11	1	»	3	2	5	8	36	27	5	6	1	6	8	»	»	20	4	2	2
12		3		7		44		52		7		14		»		24		4	
22						76				21						28			

147

MÊME CLASSEMENT PAR ARRONDISSEMENT.

Arrondissements.	Manie						Démence				Idiotie						Épilepsie			
	Manie aiguë ou intermittente.		Manie raisonnante.		Lypémanie.		Démence simple.		Démence avec paralysie générale.		Imbécillité profonde.		Imbécillité.		Faiblesse d'esprit.		Manie intermittente.		Démence et imbécillité.	
	H.	F	H.	F	H.	F	H.	F.	H.	F	H.	F	H.	F	H.	F	H.	F	H.	F.
Châlons	4	1	»	1	1	2	2	13	4	3	2	1	4	2	»	»	4	»	»	»
Epernay	1	»	»	»	»	»	»	8	5	1	1	»	»	5	»	»	3	1	»	»
Reims	1	»	»	2	»	1	3	9	5	»	3	»	»	1	»	»	10	1	»	2
Ste-Ménhould ...	1	»	»	»	1	»	1	1	4	1	»	»	1	»	»	»	1	»	»	»
Vitry	3	»	»	»	»	1	1	4	7	»	»	»	1	»	»	»	2	2	2	»
Etrangers au dépt..	1	»	»	»	»	»	»	1	1	2	»	»	»	»	»	»	»	»	»	»

RÉCAPITULATION.

FORMES DE l'aliénation mentale	Châlons.		Epernay.		Reims.		Sainte-Ménehould.		Vitry.		Étrangers	
	H.	F.	H.	F.	H.	F.	H.	F.	H.	F.	H.	F.
Manie.......	5	5	1	»	1	5	2	0	1	»	1	»
Démence....	6	16	5	9	8	9	5	2	3	1	3	1
Idiotie	6	3	1	5	3	1	1	»	»	»	»	»
Epilepsie	4	»	3	1	10	3	1	»	»	»	»	»
	21	24	10	15	22	16	9	2	16	7	4	1
	45		25		38		11		23		5	

147

Avant de faire sur les résultats obtenus de ces divers classements les observations qu'ils réclament, nous donnerons un dernier document qui les complètera.

SORTIES.

	Le séjour ne s'est pas prolongé au-delà de												Le séjour s'est prolongé au-delà de													
	1 mois		2 mois		3 mois		6 mois		9 mois		1 an		1 an		1 an 1/2		2 ans		3 ans		5 ans		10 ans		20 ans	
	H.	F.	H.	F.	H.	F.	H.	F.	H.	F.	H.	F.	H.	F.	H.	F.	H.	F.	H.	F.	H.	F.	H.	F.	H.	F.
Manie..	10	5	9	8	12	12	6	14	5	7	7	4	5	5	1	»	3	2	2	»	1	»	»	»	»	»
Démence	»	2	»	»	»	1	»	»	»	»	»	»	»	»	1	»	»	»	»	»	1	»	»	»	»	»
Idiotie .	»	»	»	»	2	»	»	»	»	»	»	»	»	»	»	»	»	»	1	»	2	»	»	»	»	»
Epilepsie	»	4	»	»	»	»	1	1	»	1	1	»	»	1	»	»	»	»	»	»	1	»	»	1	»	»

DÉCÈS.

	Le séjour ne s'est pas prolongé au-delà de												Le séjour s'est prolongé au-delà de													
	1 moi		2 mois		3 mois		6 mois		9 mois		1 an		1 an		1 an 1/2		2 ans		3 ans		5 ans		10 ans		20 ans	
	H.	F.	H.	F.	H.	F.	H.	F.	H.	F.	H.	F.	H.	F.	H.	F.	H.	F.	H.	F.	H.	F.	H.	F.	H.	F.
Manie ...	4	3	2	»	1	»	3	1	1	»	»	»	»	»	1	1	»	2	1	»	»	1	»	1	»	»
Démence	4	2	5	2	2	1	2	8	5	5	5	5	3	4	1	1	6	8	2	5	2	5	2	5	1	1
Idiotie ...	»	»	»	»	»	1	»	»	»	»	»	»	2	1	»	»	1	2	2	»	4	2	5	5	»	»
Epilepsie	»	1	»	»	»	»	»	»	1	»	1	»	»	4	6	»	5	1	3	1	2	2	»	1	»	»

— 28 —

Nous négligeons les développements relatifs au mouvement des entrées et des sorties considérées dans leurs rapports avec les âges et les saisons de l'année, aux causes de l'aliénation mentale et aux professions. La nature des recherches que nous nous sommes proposées relie ces détails à la seconde partie de notre travail. Nous apporterons toute la précision et l'exactitude qui nous seront possibles, dans les observations qui se rattachent aux décès, aux sorties, aux guérisons et aux améliorations.

La mortalité, dans son rapport avec la population de l'Asile, s'appréciera par le tableau qui suit.

	ANNÉES										TOTAUX.
	1838		1839		1840		1841		1842		
	H.	F.	H.	F.	H.	F.	H.	F.	H.	F.	
Aliénés exist^t au 1er janvier.	86	87	95	101	92	95	85	104	98	116	957
Entrés pend^t l'année......	55	38	53	28	27	41	58	40	55	18	333
Total....	121	125	126	129	119	136	123	144	133	154	1290
Décédés....	15	9	17	18	23	21	14	10	13	7	147
Rapport proportionnel a la population : 1 aliéné décédé sur	8,066	13,89	7,411	7,166	5,607	6,476	8,785	14,40	10,23	19,14	8,776

Moyenne pour chaque sexe : H. F.
Un décès sur........ 7,585 10,276

Les conditions hygiéniques ont dans un asile d'aliénés une valeur analogue, quant à la mortalité, à celle qu'elles peuvent avoir dans toute autre enceinte réunissant des individus soumis à la vie commune. Ces conditions ont été les mêmes pour les trois premières années, elles ont été modifiées en 1841 et

1842 sur un point capital : le régime alimentaire, successivement amélioré pendant ces deux dernières années et qui, à ce moment (mars 1843), a acquis toute l'extension dont il était susceptible (1).

Toutefois, hâtons-nous de dire que la valeur des conditions hygiéniques est subordonnée à l'état de la santé générale souvent très-compromise chez les aliénés, dès avant leur admission dans les asiles affectés à leur traitement.

Nous avons dit plus haut que des chances de guérison se présentent dans une seule forme de l'aliénation mentale, *la manie*. Nous pouvons ajouter par opposition qu'un très-grand nombre d'aliénés portent dès leur entrée les germes d'altérations profondes des organes encéphaliques ou rachidiens, lesquelles, si

---

(1) *Régime des aliénés non pensionnaires, dit régime commun.*

1° Déjeuner à 7 heures.—Pain et fromage ; 15 centilitres de vin aux travailleurs des ateliers extérieurs.

2° Dîner à midi. — Soupe grasse quatre fois la semaine, soupe maigre trois fois, pain, légumes, vin.

3° Souper à 5 heures 1/2. — Viande cinq fois la semaine, légumes deux fois, pain, vin.

Quantités pour l'ensemble des trois repas :

Pain,   750 grammes pour les hommes.

—   625   —   pour les femmes.

Viande, 250   —   calculés pour quatre fois. Les économies effectuées sur les repas pris en commun permettent d'en donner une cinquième fois la semaine.

Régime des pensionnaires, varié et modifié selon la classe.

Premier déjeuner à 8 heures du matin.—Potage, café ou chocolat.

Second déjeuner à 11 heures.—Deux plats, un gras et un maigre, dessert.

Dîner à 5 heures.—Un potage, deux plats, un gras et un maigre, salade, dessert.

elles ne sont pas la cause efficiente absolue de l'aliénation mentale, se rattachent étroitement à l'exagération de ses symptômes.

Sur 22 aliénés affectés de manie, huit seulement
ont succombé à des affections étrangères à l'encéphale et au rachis.

Les causes de la mort ont été chez un homme et une
femme des tubercules pulmonaires. Chez une femme,
une hépatite chronique déterminée par des calculs
biliaires arrêtés dans le canal cholédoque ; chez une
autre, une péritonite chronique.

Chez deux hommes, une dégénération squirreuse
chez l'un, cancéreuse chez l'autre.

Un aliéné lypémane, dans un état de marasme
déterminé par des tubercules pulmonaires à l'état
miliaire, a succombé le lendemain de son arrivée
dans l'Asile où il avait été apporté après avoir essayé
de se suicider en se coupant la gorge avec un rasoir,
à l'Hôtel-Dieu de Châlons.

Une femme amenée dans l'Asile dans un état de
dépérissement avancé, a dû le succès d'une tentative
de suicide par suspension, moins aux moyens fort
imparfaits employés par elle qu'à son affaiblissement.

Six hommes et trois femmes ont succombé à une
inflammation du cerveau ou de l'arachnoïde qui a
accompagné l'explosion de la folie si elle ne l'a pré-
cédée.

Une femme a succombé à une affection de même
nature, après deux ans de séjour dans l'Asile.

Trois hommes et une femme ont dû leur fin au
dépérissement déterminé par un état chronique in-
flammatoire de l'arachnoïde.

La démence offre des résultats, sinon semblables à ceux de la manie, au moins fort analogues.

Sur 76 déments des deux sexes 37 sont décédés avant la fin de leur première année de séjour dans l'asile ; 20 autres y ont vécu de un an à trois ans , le reste de trois ans à vingt ans, et au-delà.

Sur 21 idiots un seul est mort dans l'année, 8 ont vécu de un à cinq ans , 12 de cinq ans à vingt ans.

Un épileptique est mort dans le premier mois , 2 autres dans le dernier tiers de l'année ; 20 autres ont succombé à des intervalles à peu près égaux , d'année en année, dans l'espace de cinq ans ; 4 ont dépassé cinq ans, un seul dix ans.

Rien d'uniforme comme nos observations à l'autopsie cadavérique des aliénés décédés dans l'asile. Nous nous dispenserons par les motifs déjà indiqués d'entrer à cet égard dans de grands détails ; nous donnerons seulement et en raccourci quelques observations qui suppléeront à ce que les bornes de notre travail nous empêchent de développer.

D** (François-Marie), employé des contributions directes , célibataire, âgé de 51 ans, reçu d'urgence, le 4 juillet, sur la réquisition du maire de Châlons, où il est domicilié , présentait depuis quelque temps des symptômes d'aliénation mentale. Il est devenu furieux et a troublé l'ordre public pendant la nuit qui a précédé son entrée.

Cet aliéné, qui m'est connu depuis longtemps, est d'une structure grêle , sa constitution est faible et maladive, son esprit inquiet et son humeur mélancolique ; il est surtout disposé aux soupçons. Économe jusqu'à l'avarice , il apporte dans ses économies une originalité puérile. On a trouvé après sa mort la collection d'un journal auquel il était abonné ; les bandes imprimées du journal avaient été conservées avec le même ordre et la même exactitude. D** a été atteint d'hypocondrie dès sa jeunesse ; l'exposé qu'il a fait par écrit à divers médecins de ses sensations douloureuses , qu'il rapporte particulièrement à l'abdomen, renferme des aveux exagérés et témoigne du peu d'étendue et de la bizarrerie naturelle de ses idées.

Du 3 au 6 juillet l'agitation s'est modérée par intervalles; du 5 au 6, nuit très agitée; à ma visite du matin la parole est brève et animée, il y a encore quelque suite dans le discours; du 6 au 12, le trouble des idées va croissant, l'agitation devient excessive. La loquacité est continue, les paroles inintelligibles, les traits du visage très-mobiles; il y a des sueurs partielles, la chaleur de la peau est naturelle , il n'y a point de fièvre ; le malade très-affaibli prend pour boisson principale du lait coupé.

Il est certain à ce moment que tous ces symptômes se rattachent à une inflammation du cerveau ou de ses membranes, qui a déterminé l'aliénation mentale à laquelle le malade avait une si grande disposition.

Du 12 au 19 les symptômes d'une meningite aiguë se prononcent de plus en plus ; l'agitation continue surtout pendant la nuit, les forces s'épuisent , le malade prend volontiers encore ses boissons accoutumées , du lait d'amandes et du lait coupé ; le 19, à sept heures et demie du matin, D** est pris d'un vomissement de matières bilieuses : la mort suit immédiatement.

Nécropsie. Vingt-quatre heures après la mort.

Habitude extérieure. Amaigrissement considérable.

Cavité encéphalique. Injection des vaisseaux sous-arachnoïdiens , opacité avec coloration laiteuse dans toute l'étendue de l'arachnoïde, épanchement abondant de sérosité dans la grande cavité, dans les ventricules latéraux , dans l'arachnoïde qui recouvre le cervelet; consistance normale du cerveau, du mesocéphale et du cordon rachidien.

D^{to} *thoracique*. Poumons bien développés , très sains ; les plèvres, le cœur et ses dépendances sont dans l'état normal.

D^{to} *abdominale*. État normal, rien sur les organes principaux qui puisse rendre raison , autrement que par l'exagération de la susceptibilité nerveuse des souffrances dont M. D** a cherché le remède successivement près des médecins qu'il a consultés et dont il les a si souvent et si longuement entretenus.

Marie-Louise **H**** femme **G**** , âgée de 46 ans , manouvrière, domiciliée à Saint-Memmie près Chalons, entrée le 10 mars 1840 , sur la réquisition du maire de cette commune.

Cette aliénée était adonnée à des pratiques fort exaltées de dévotion qui, depuis quelques mois , avaient pris un caractère plus exagéré. Elle s'est abandonnée, dans les derniers jours qui ont précédé son entrée, à des extravagances de diverse nature ; entr'autres actes, elle a abandonné sa maison pour courir la campagne.

La femme **G**** présente à l'entrée les symptômes suivants : loquacité, paroles incohérentes, insomnie, indocilité. La santé générale paraît profondément altérée ; elle est très-maigre.

Du 13 au 23 l'agitation a été extrême; depuis l'entrée le délire est continu , les idées sont sans liaison aucune, le pouls est accéléré, la peau sèche et chaude, les pommettes colorées; il y a des sueurs partielles. L'exaltation est tombée le 24 au matin , mais l'affaiblissement est extrême , le pouls est capillaire : il n'est plus sensible le 25 à la même heure; décès dans la soirée.

Nécropsie le 27. Maigreur extrême du corps, parois du crâne très-minces, friables; vive injection de l'arachnoïde , opacité de cette membrane en diverses places. Rien autre à signaler dans l'encéphale. Dans la poitrine , poumons très-sains , cavités droites du cœur remplies de sang. Dans l'abdomen les intestins grêles et les gros intestins sont parsemés à la surface péritonéale de plaques d'un rouge vif , qui se font remarquer également sur la membrane muqueuse.

C** Casimir-Meriadec, âgé de 60 ans, sous-officier en retraite à Vitry - le - François , s'est adonné aux boissons alcooliques et aux femmes.

Les premiers signes d'aliénation mentale chez lui remontent à une année. Ses idées étaient devenues singulièrement incohérentes, il déchirait son linge et le donnait au premier venu. Son bavardage était étourdissant. Il avait , étant militaire , éprouvé déjà une première atteinte d'aliénation mentale. Entré le 30 août 1842 : placé volontairement.

Les raisonnements de cet aliéné ont de la suite , mais il y a chez lui une grande exaltation; sa loquacité est intarissable : il est distrait, préoccupé, étranger aux choses qui l'entourent. Mon diagnostic au bulletin d'entrée est celui-ci : *Manie sans délire, disposition à la démence avec paralysie générale.* Un nouveau bulletin du 15 septembre est plus positif, je le rapporte textuellement : « La démence paralytique dont est atteint le sieur C** donne lieu chez lui à une exaltation permanente et aux symptômes ordinaires de cette forme de l'aliénation mentale : contentement de soi-même, loquacité avec effusion de tendresse, tremblement des membres, assiette mal assurée du corps. »

Du 15 septembre au 29 novembre les accidents vont en croissant, la digestion seule s'opère encore avec régularité. Il existe chez C** une agitation continue, un tremblement général, qui oblige de le conserver au lit et de l'y contenir assez étroitement fixé.

Dans cet état, du plus loin qu'il m'aperçoit, à chacune de mes entrées dans son infirmerie, il m'exprime sa reconnaissance pour les soins qui lui sont donnés; *il est bien, très-bien, parfaitement bien, il se trouve très-heureux.* Les idées qu'exprime cet infortuné font un triste et bizarre contraste avec sa position en réalité si misérable.

Le 30 novembre, C*** éprouve une syncope sans convulsions; le lendemain, il a huit accès épileptiformes; l'état convulsif devient permanent le 1er décembre. Décès le 2 au point du jour.

Nécropsie le 3 décembre.

Habitude extérieure. Constitution grêle, taille médiocre, émaciation peu avancée.

Etat sous-cutané. Flaccidité et ramollissement des muscles.

Cavité encéphalique. Les os du crâne sont d'une cassure sèche, ils se brisent en morceaux sous le marteau. La dure-mère est plissée à la partie antérieure sur le cerveau qui est déprimé; épaississement notable de l'arachnoïde, injection remarquable des vaisseaux de la pic-mère, arborisations prolongées sur la substance médullaire; consistance des deux substances un peu au dessous de l'état normal; état analogue du cervelet. Sérosité en médiocre quantité dans les ventricules latéraux.

D^{io} thoracique et abdominale. Adhérence faible de la plèvre de chaque côté; cœur très-développé relativement à la constitution du sujet; cavités gauches pleines de sang ; état normal de l'abdomen.

H*** (Eléonore-Nicolas) célibataire, âgé de 25 ans, placé d'office comme épileptique et aliéné dangereux.

Entré le 36 novembre 1840, H*** à son arrivée dans l'asile est calme, son esprit est lucide. D'après sa déclaration et celle de ses parents, les accès dont il est atteint depuis son enfance lui reprennent fréquemment et se compliquent parfois de manie agitée. Sa constitution est vigoureuse, sa santé générale ne paraît point altérée.

En décembre, treize accès d'épilepsie, un peu d'agitation dans l'esprit; vingt-huit accès en janvier 1841. H*** prend de l'embonpoint, son visage se colore, disposition pléthorique. Même fréquence des crises épileptiques en mars; une saignée générale abondante. En avril, trente-deux accès; répétition de la saignée. La disposition aux crises épileptiques semble augmenter en raison directe de l'embonpoint toujours croissant du malade. Dans le courant de mai son état devient tour-à-tour grave et menaçant ; soixante-trois accès ; congestion cérébrale, coma, respiration stertoreuse pendant plusieurs jours. Traitement approprié aux accidents. Amélioration.

Vers le 1er juin, H*** rétabli, peut retourner aux travaux du dehors. Conditions physiques et morales satisfaisantes; accès plus modérés et moins fréquents jusqu'au 1er octobre. Pendant le mois, quatre-vingt-quinze crises qui consistent, pour la plupart, en une lipothymie de quelques minutes. Symptômes modérés jusqu'aux derniers jours d'avril 1842, époque où ils reprennent une intensité plus grande. A ce moment, H*** éprouve une atteinte de manie, il délire et est très-agité. Cette crise néanmoins ne dure que quelques jours. En juin, les accès d'épilepsie sont très-fréquents, ils sont plus réitérés encore et plus menaçants, surtout au commencement de juillet. La raison du malade est fort troublée ; H*** reste sous l'influence d'une vive exaltation cérébrale au maintien de laquelle la température élevée de la saison paraît contribuer. Il a onze attaques d'épilepsie ; une saignée générale, des révulsions de nature diverse et sur différentes parties du corps n'obtiennent aucun succès. Des symptômes alarmants se présentent à la visite du 16 : stupeur, difficulté à se mettre en rapport, à répondre à nos questions. Spasme du cœur, trouble très-prononcé de la circulation. Le 17, aggravation ; pouls filiforme le soir. Le 18 juillet, mort à six heures du matin.

Nécropsie le 19. Embonpoint remarquable. Tous les signes extérieurs d'une constitution très-riche. *Crâne très-épais, atrophie des lobes antérieurs du cerveau.* L'arachnoïde épaissie, opaque et d'un blanc laiteux. Une plaque rouge diffuse de chaque côté des lobes antérieurs, vaisseaux de la pie-mère gorgés de sang, injection pointillée de la substance médullaire, état normal du reste de l'encéphale ainsi que des cavités thoraciques et abdominales.

Les symptômes et la succession des accidents observés chez l'aliéné dont nous venons de rapporter l'observation, se répètent chez un grand nombre d'épileptiques. Mais tous ne succombent pas de la même manière. Chez beaucoup d'entre eux la mort est subite et instantanée. Les traces qu'elle laisse des causes qui l'ont déterminée sont de deux sortes. On trouve à l'autopsie cadavérique un engorgement sanguin du cerveau, un épanchement de sérosité sanguinolente dans l'étui rachidien. Les poumons, dans ce cas, et les cavités du cœur sont vides de sang. Dans l'autre cas, l'encéphale ne présente guère que des taches blanchâtres, des plaques opaques disséminées sur l'arachnoïde de la convexité du cerveau. Les poumons et les cavités gauches du cœur sont gorgés de sang; il y a eu asphyxie à ce qu'il semble, par cessation de l'influx nerveux troublé dans sa distribution.

Quelques épileptiques succombent aussi, à la manière des déments, à la suite d'un dépérissement dû aux mêmes causes; c'est le petit nombre. Pour ceux-ci comme pour les déments, un régime alimentaire sagement ménagé, substantiel et facile à digérer, est un moyen puissant de retarder les progrès du mal; dernière consolation de la médecine quand elle ne peut guérir !

Nous avons réservé pour la fin de nos développements sur ce point important de notre travail, le rapprochement du chiffre général des décès (147) et de celui des aliénés qui ont existé dans l'Asile, du 1er janvier 1838 au 1er janvier 1843. Ce dernier nombre se compose 1° des existences à la première date; 87 hommes, 86 femmes, en tout 173 individus, lesquels, si on embrasse par la pensée, pour avoir des termes exacts de comparaison, une période précédente de 5 années, présenteront des chances plus nombreuses de mortalité que de guérison. Il est décédé en effet 36 hommes et 30 femmes : total 66. — 2° Des entrées qui ont eu lieu entre les deux époques, 151 hommes et 152 femmes : total 303. Parmi ceux-ci, les décès comprennent 46 hommes et 35 femmes : en tout 81.

Ces chiffres comparés entr'eux donnent lieu aux proportions suivantes :

$$66 : 173 :: 1 : 2,621.$$
$$36 : 87 :: 1 : 2,416.$$

$$50 : 86 :: 1 : 2;866.$$
$$81 : 303 :: 1 : 3;740.$$
$$46 : 151 :: 1 : 3;282.$$

$$35 : 152 :: 1 : 4;343.$$
$$147 : 475 :: 1 : 3;238.$$

De la proportion où le chiffre 173 entre comme élément principal, de celle surtout où se trouve celui de 303, il résulte que la mortalité a été moindre parmi les femmes que parmi les hommes. Nous ne pouvons pas en rechercher les raisons, bornant d'abord ce travail, comme on le remarquera, comme nous l'avons déjà fait observer, à l'exposé des faits soumis à notre observation, sans en vouloir pour le moment connaître les causes, non plus qu'en tirer d'induction.

Terminons ce qui regarde les décès (1) par une réflexion qui s'appliquera à ce que nous allons dire

---

(1) Bien que dans le langage administratif les *décès* soient des *sorties*, pour être mieux compris de tous nos lecteurs, nous avons, contre l'usage, restreint cette dernière expression au sens littéral et le plus vulgairement adopté.

des sorties ; c'est que dans des calculs du genre de ceux auxquels nous nous livrons, pour obtenir un résultat mathématique, par exemple pour savoir ce qu'il est advenu d'un certain nombre de personnes admises dans un asile d'aliénés, pendant une période donnée, il faudrait opérer à une époque où tous ces aliénés seront sortis de l'asile ou y auront succombé. Cette condition n'étant pas la nôtre, nous sommes obligés, malgré le désavantage que nous croyons y avoir, de nous restreindre à un calcul de probabilités, en compensant le résultat inconnu à l'égard d'un certain nombre d'aliénés entrés de 1838 à 1843, par le résultat connu de ceux entrés dans une période antérieure.

La différence indiquée par les tableaux des sorties entre les cinq arrondissements du département, quant au nombre des aliénés qui lui appartiennent, semblerait devoir résulter principalement du chiffre des malades existant dans l'Asile au 1er janvier 1838, réuni à celui des entrées depuis cette époque jusqu'à celle qui termine la période de cinq ans dans laquelle nous nous sommes renfermé. Nous allons voir que cette supposition ne serait pas fondée et qu'il faut surtout tenir compte de l'état de santé générale des aliénés envoyés à l'Asile et des conditions de curabilité et d'incurabilité qu'ils présentent dès l'entrée.

En laissant de côté toutes les réintégrations ; en retranchant le chiffre qu'elles donnent (30) du nombre total des entrées (333), nous trouverons qu'elles ont eu lieu dans l'ordre suivant :

Reims (l'arrondissement de). 98 entrées.
Châlons   —   ... 77
Epernay   —   ... 49

Vitry (l'arrondissement de). 25
Ste-Ménehould — ... 24
Etrangers — ... 29

Total........ 302

Nous devons répéter qu'il y a eu pour l'arrondissement de Reims, au commencement de 1841, 18 entrées qu'on peut regarder comme extraordinaires et hors ligne, savoir : 1° 19 idiots admis dans l'Asile lors de la sortie des indigents conservés (6 autres appartenaient, 2 à Châlons et 4 à Épernay); 2° 9 aliénés provenant de la Maison de santé annexée à l'Hôtel-Dieu de Reims.

Nous comparerons maintenant la répartition, entre les diverses localités qui les envoient à l'Asile, des aliénés existant d'une part au 1er janvier 1838, de l'autre au 1er janvier 1843.

ARRONDISSEMENS.	EXISTANT au 1er janvier 1838	EXISTANT au 1er janvier 1843
Reims	48	87
Châlons........	44	39
Vitry.........	30	18
Epernay	29	39
Ste-Ménehould .	15	20
Etrangers	7	21
Total	173	224

Il y a augmentation de population pour trois arrondissements, Reims, Sainte-Ménehould, Épernay. Il y a diminution pour les deux autres, Vitry et Châlons.

Tout se réunit pour expliquer ce résultat, pour

l'arrondissement de Vitry. Il sera nécessaire d'y regarder de plus près pour celui de Châlons, qui a
envoyé à l'Asile un nombre d'aliénés égal à peu de
chose près à ce qu'auraient été, dans des conditions
normales, les entrées de l'arrondissement de Reims,
double de celle d'Épernay, triple de celles de Sainte-
Ménehould, quadruple de celles de Vitry.

Nous avons dit plus haut que des chances de guérison se présentaient seulement dans une forme de
l'aliénation mentale, *la manie*. Il nous est facile, en
faisant le relevé du tableau qui les indique, de voir
de suite comment se sont réparties les entrées, sous
le rapport de la curabilité, des malades admis dans
l'Asile.

Admission d'aliénés curables ou incurables

du 1er janvier 1838 au 1er janvier 1842.

ARRONDISSEMENS.	MANIAQUES	DÉMENTS, idiots ou épileptiques
Châlons	44	53
Epernay	29	20
Reims . . . ·	46	52
Ste-Ménehould.	10	14
Vitry	18	7
Etrangers	18	11
	165	137
Total	502	

Un document qu'il paraît utile de réunir à tous
ceux que nous avons déjà produits se rapporte à la
condition de fortune des aliénés.

Sur 502 personnes :

Ont été admises comme pensionnaires...............	43
Id. étrangères au départ[t].	24
Ont payé en entier la rétrib[on] du régime commun	63
Id. Id. étrangères	5
Ont été à la charge de leurs familles pour une partie de leur entretien................................	22
Aliénés entièr[t] à la charge du départ[t] et de leur commune..	143
Total égal....................	502

La condition de fortune, réunie à la forme de l'aliénation mentale, a donné les éléments du tableau qui suit :

	Manie.	Démence.	Idiotie.	Épilepsie.	Total.
Pensionnaires	35	6	2	»	43
Id. étrangers............	14	7	2	1	24
Payant tout le régime commun....	44	16	4	2	63
Id. étrangers...	4	1	»	»	5
Payant une partie du régime	8	9	3	2	22
Entièrement à la charge du département et de leurs communes.....	63	32	30	20	143
Totaux	165	71	44	25	502

Autre relevé substituant la répartition par arrondissement aux formes de l'aliénation mentale :

	Châlons.	Epernay.	Reims.	Sainte-Menehould.	Vitry.	Total général.
Pensionnaires............	43	6	18	4	2	
Payant tout le régime commun.	22	12	15	6	8	
Id. une partie..........	6	6	4	5	5	
Ent. à la charge du dép. et de leurs com.	56	25	61	11	12	
Totaux................	77	49	98	24	25	273
Étrangers au département.						29
Total égal............				502		

Il résulte du tableau qui les comprend, qu'il est sorti de l'asile, du 1er janvier 1838 au 1er janvier 1843, 135 aliénés. Si l'on compare ce chiffre à celui des entrées, 333, on trouve une sortie sur admissions 2-466.

Si l'on rapproche seulement du chiffre des entrées des aliénés curables : 187, celui des aliénés sortis qui appartiennent à cette catégorie, 155, on aura le rapport de 1 à 1,385. Toutefois, l'exactitude dont nous nous sommes fait un devoir rigoureux, nous oblige d'éliminer les sorties qui ne peuvent être attribuées à une parfaite guérison ou à une amélioration assez notable pour que l'aliéné ait pu être considéré comme revenu à son état normal de raison.

Nous commencerons donc par soustraire du chiffre général des sorties, 11 sorties d'épileptiques. Un homme et 3 femmes sortis et rentrés figurent pour six fois dans l'état des réintégrations. 3 femmes sont sorties définitivement et rétablies, mais leurs accidents très-modérés ne motivaient pas suffisamment leur admission. Enfin, 2 hommes sont sortis sans être rétablis; l'un d'eux a été transféré à l'asile de St-Dizier.

Cinq idiots et 5 déments, chez lesquels il n'y aurait à signaler qu'une très-faible amélioration ont été repris par leurs familles.

Restent 114 sorties d'aliénés atteints de manie, savoir : 81 de manie aiguë ou intermittente ; 7 de manie raisonnante, 26 de lypémanie.

Il convient de déduire de ces sorties :

1° 24 réintégrations. Nous observons que ce retranchement est rigoureux, car tous ces aliénés ont été véritablement rétablis et sont encore aujourd'hui dans un état satisfaisant de raison. Leur rechute doit être attribuée pour la majeure partie à leur abandon, après

la sortie de l'asile, aux excès qui avaient été la cause
d'une première atteinte ; pour d'autres , aux mêmes
causes de chagrin ; pour quelques-uns enfin , à une
irritabilité excessive qui les rend passibles d'accidents
semblables aussitôt qu'ils ont franchi les portes de l'a-
sile. Tous ces aliénés une fois rentrés y recouvrent
le calme et la raison.

Une femme atteinte de manie raisonnante et re-
prise par sa famille malgré nos conseils, a été ramenée
quinze jours après sa sortie.

Une femme de Seine-et-Marne a été transférée dans
la maison qui reçoit les aliénés de ce département.
L'état mental de 5 autres aliénés qui ne sont pas revenus à l'asile, était douteux à leur sortie et ne s'est pas
maintenu comme il convenait pour qu'il en fût tenu
compte.

En dernière analyse, nous éliminons 52 sorties, et
par là, nous réduisons à 83 le nombre des aliénés, sortis après leur rétablissement complet. Ce qui opère,
sur les proportions énoncées plus haut, les modifi-
cations suivantes :

$$83 : 302 :: 1 : 3,639.$$
$$83 : 165 :: 1 : 1,988.$$

13 aliénés curables, 8 hommes et 5 femmes étaient
entrés dans l'asile avant le 1er janvier 1838. Cet em-
prunt que nous faisons, qu'on nous passe l'expression,
à la période précédente sera couvert par les aliénés en
traitement, au 1er janvier 1843. Au moment où
nous mettons la dernière main à ce mémoire, 6 de
ceux-ci : 4 hommes et 2 femmes sont déjà sortis.

Ajoutons une dernière observation. La proportion
des guérisons entre les hommes et les femmes est égale

à 6 centièmes près en faveur des premiers. Les entrées ayant été aussi en nombre égal pour chaque sexe, les décès seuls qui ont pesé davantage du côté des hommes expliquent, comment en définitive, il y a habituellement dans l'asile plus de femmes que d'hommes.

Notre intérêt nous amenait à comparer le nombre d'aliénés guéris dans la maison placée sous notre direction, avec les documents semblables, provenant d'établissements analogues. Toute avantageuse que nous eut été cette comparaison, car nous prenions rang parmi les plus favorisés, nous ne nous sommes point servi des renseignements nombreux que nous possédions pour y procéder. Nous pensons en effet que ces rapprochements n'auront de valeur qu'au moment où les maisons consacrées au traitement de l'aliénation mentale seront dans des conditions uniformes sous le rapport des malades qu'elles reçoivent comme sous celui de leur régime intérieur.

Personne n'ignore aujourd'hui que le rétablissement de la raison chez les aliénés dépend surtout des conditions matérielles des établissements consacrés à leur traitement, et de la discipline intérieure qui y est introduite. On sait qu'il y faut des divisions générales et des subdivisions pour les formes diverses de l'aliénation mentale et les différents degrés d'agitation des malades ; que les moyens de bien-être qui doivent y être pratiqués n'ont pas seulement pour objet de satisfaire à des vues charitables, mais encore à des indications thérapeutiques ; qu'il y faut aussi l'action d'un médecin, modérateur obligé des intelligences dont le redressement lui est confié ; que cette action doit être incessante, de tous les

moments pour ainsi dire et par lui-même et par
des employés choisis avec soin ; qu'une discipline
toujours douce , modérée , qui sache par moments
revêtir les apparences de la sévérité , doit y user
à propos de remèdes plus redoutables dans la forme
que dans la réalité pour réprimer à propos les écarts
d'une raison qui chancelle et faire justice exacte des
faux raisonnements comme des penchants vicieux ;
que le travail manuel ou des occupations sans con-
tention pour l'esprit , des exercices de lecture ou de
chant , des jeux , des promenades , des distractions
variées sont des auxiliaires indispensables ; qu'il y
a, pour tout dire, une seconde éducation à faire de
l'aliéné susceptible de traitement , laquelle vient
souvent combler les lacunes de la première et en
corriger les imperfections.

Après douze ans d'efforts encouragés par des circonstances favorables , traversés quelquefois par des
conditions moins heureuses , l'Asile public de Châlons-sur-Marne réunit aux avantages d'une localité
dont la salubrité ne le cède à aucune autre, tous les
moyens de traitement que nous venons d'énumérer,
à l'exception pourtant de celui que nous avons nommé
le premier. La constitution de ses quartiers, sous le
rapport d'une séparation plus absolue, de l'éloigne-
ment l'un de l'autre des deux sexes , du classement
des aliénés , réclame encore des améliorations im-
portantes et dispendieuses. Heureusement de pré-
cieuses ressources lui sont ménagées pour satisfaire
à ces besoins par la confiance publique, dont cette
institution reçoit chaque jour des témoignages plus
abondants et plus signalés.

Nous nous proposions , pour répondre à cette confiance et l'augmenter s'il est possible, de présenter le tableau des guérisons auxquelles nous attachons le plus de prix, des améliorations de ceux de nos malades dont la faiblesse d'esprit ou la susceptibilité nerveuse ne permet pas le renvoi, en y joignant des observations qui auraient encore le mérite à nos yeux d'appeler l'intérêt sur un travail surchargé de chiffres et nécessairement sec et aride. Toute réflexion faite, nous nous en sommes imposé le sacrifice, dans la vue des nouvelles recherches que nous croyons pouvoir entreprendre, celles-ci terminées, sur les causes du dérangement de l'intelligence; ces causes nous ayant paru avoir un rapport intime et direct avec la curabilité ou l'incurabilité des aliénéssoumis à notre observation pendant la période à laquelle nous nous sommes attaché.

www.ingramcontent.com/pod-product-compliance
Ingram Content Group UK Ltd.
Pitfield, Milton Keynes, MK11 3LW, UK
UKHW021642090726
13657UKWH00004B/1708